NOTICE

SUR

LES EAUX BROMO - CHLORURÉES - SODIQUES

DE

SALINS

(EAUX RECONSTITUANTES)

Par M. le Docteur A. DUMOULIN

Médecin-Inspecteur.

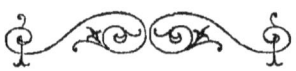

VICHY

IMPRIMERIE WALLON

1882

EAUX BROMO-CHLORURÉES SODIQUES

DE

SALINS-LES-BAINS

.(JURA)

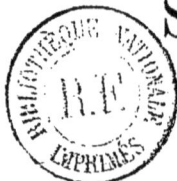

MONSIEUR ET TRÈS-HONORÉ CONFRÈRE,

Permettez-moi d'appeler votre bienveillante attention sur Salins et sur ses eaux minérales. Celles-ci, vous les connaissez bien, car elles sont du domaine de la science et leurs vertus incontestables sont aujourd'hui traditionnellement démontrées.

Les bains de Salins sont ouverts depuis l'année 1858 et la notoriété qu'ils ont acquise durant ces vingt-cinq années leur est un garant d'un avenir très prospère. Ils sont placés au premier rang des établissements de la France, non-seulement par les nécessités si impérieuses du traitement qui y est suivi et par le nombre considérable des médications que peut remplir l'usage des eaux bromo-chlorurées sodiques que par le parfait aménagement des différents services de l'établissement. Je ne parle pas des soins et du zèle qu'apporte une administration intelligente à seconder, autant qu'elle peut le faire, le traitement médical. Si j'insiste sur ce point qui a une si grande importance, c'est que le séjour aux eaux minérales, outre l'indication précise du traitement à suivre, nécessite le bien-être, le calme, la tranquillité.

Les eaux de Salins constituent, en France, la station la plus importante où l'on trouve les eaux bromo-chlorurées-sodiques.

Dès l'ouverture des bains, en 1858, ces eaux ont été les rivales des eaux dites analogues de l'Allemagne, de Kreuznach en particulier. Or ces dernières eaux, de la Prusse Rhénane, où l'on suit généralement un traitement mixte dans lequel les bains ne viennent apporter qu'un appoint dans l'efficacité du traitement, ne sont pas des eaux essentiellement bromo-chlorurées-sodiques. Leur composition chimique leur assigne un rang parmi les eaux calciques. C'est ce que je me suis attaché à prouver depuis vingt-quatre ans que je suis médecin-inspecteur des eaux de Salins. J'ai voulu démontrer, en 1861, dans un parallèle entre les eaux de Salins et les eaux de l'Allemagne (*de l'eau de la source de Salins et de son emploi en thérapeutique*), que les sources de Kreuznach renferment, et celles de Nauheim également, une grande proportion de sels de chaux : l'*Elisenquelle* en contient *plus d'un sixième des matières fixes;* la *Théodorshalle* en renferme *plus d'un quart;* dans le *Munsterbrunnen,* les matières fixes donnent *plus d'un sixième de sels de chaux.*

Il n'y a donc pas identité chimique entre les eaux de Salins et les eaux de Kreuznach. Loin de là, et les traitements à suivre ne peuvent être analogues.

Il en est de même pour les sources de Nauheim : dans l'une, l'*Alkalischer-Sauerling,* les sels de chaux forment le *tiers des matières fixes;* dans le *Kurbrunnen,* le *Salzbrunnen* et le *Grosser-Sprudel,* ces sels de chaux constituent le *sixième du poids des matériaux solides;* dans le *Friedrich-Wilhelm* et le *Kleiner-Sprudel,* ils forment la *septième partie de ces matériaux.*

Les eaux de Salins, au contraire, ne renferment de sels de chaux qu'une proportion que l'on peut presque négliger, tant elle est faible, un *quarante sixième des matériaux solides* pour un litre d'eau.

L'usage des eaux bromo-chlorurées sodiques détermine une assimilation plus active dans les matériaux de la nutrition. Cette propriété, bien précise et bien définie dans les eaux de Salins, leur assigne une place très élevée *parmi les agents de la médication reconstituante*.

J'ai développé, dans un travail étendu sur *l'action reconstituante des eaux de Salins*, en 1865, les indications et le mode d'emploi de ces eaux dans plusieurs affections :

La *Scrofule*. — Le *Rhumatisme anémique*. — La *Goutte atonique*. — Le *Scorbut*. — Le *Rachitisme*. — La *Cachexie syphilitique*. — La *Cachexie paludéenne*. — Le *Diabète*. — L'*Anémie* et la *Chloro-Anémie*. — L'*Impuissance* et la *Stérilité*. — Les *Engorgements chroniques de la matrice*. — La *Leucorrhée*. — La *Convalescence lente, pénible, de plusieurs maladies aiguës*.

J'ai rapporté des faits à l'appui de chacune de ces indications des eaux de Salins.

Le *tempérament lymphatique* trouve, dans l'emploi de ces eaux, un puissant modificateur, et dans les cas où l'exagération de ce tempérament a trouvé dans des causes occasionnelles favorables les conditions aptes à faire évoluer la *scrofule*, cette terrible maladie, soit qu'elle s'attaque aux parties molles, soit qu'elle détermine des lésions du système osseux, est très-heureusement influencée par les eaux bromo-chlorurées sodiques de Salins, ainsi les *adénites simples ou tuberculeuses, ulcérées ou non ulcérées*, les *abcès froids, l'ophthalmie dite scrofuleuse, etc.*, les *tumeurs blanches*, le *mal de Pott, etc.*

L'emploi des eaux de Salins contre ces affections constituait, avant l'ouverture des bains, avant 1858, une tradition populaire répandue depuis très-longtemps dans les départements voisins. Mais, depuis cette époque, la clinique a précisé les faits nombreux de guérison et la tradition, de populaire qu'elle était d'abord, est devenue scientifique.

Je termine cette note, Monsieur et très honoré Confrère, en vous annonçant l'ouverture des bains de Salins pour le 15 mai comme les années précédentes.

Je ne saurais trop vous remercier du bienveillant intérêt que vous voudrez bien accorder aux eaux si utiles de Salins. En employant un médicament de cette valeur, on demeure dans les voies de la science et l'on rend service aux malades.

Veuillez agréer, Monsieur et très-honoré Confrère, l'assurance de mes sentiments respectueux et dévoués.

Dr A. DUMOULIN

Médecin-Inspecteur des eaux de Salins,
Lauréat de l'Académie de Médecine.

Salins, 15 mai 1882.

J'ai pensé qu'il serait agréable à mes confrères d'avoir le tableau exact de la minéralisation des bains avec addition de *sels d'eaux mères de Salins*, bains pris en hiver, au sein des familles, précisément dans la saison où la plupart des affections qui reconnaissent pour cause l'exagération du système lymphatique se montrent de préférence. Ces bains sont toniques, fortifiants : ils peuvent préparer avantageusement à une autre saison à Salins ; ils sont, d'autre part, un complément très utile au traitement suivi, car ils ont pour effet de maintenir les malades pendant plus longtemps, d'une manière modérée d'ailleurs, sous l'influence de la médication bromo-chlorurée sodique.

J'y ai joint le chiffre exact de la minéralisation des *bains pris le plus ordinairement pendant la saison*, et enfin de *l'eau de la source prise à l'intérieur*.

Je ne donne que le chiffre du bromure de potassium et du

chlorure de sodium, les deux éléments fixes principaux, ceux qui déterminent la dénomination de la classe des *eaux. bromo-chlorurées sodiques .*

Comme types, nous prenons le bain d'adulte à 200 litres, le bain d'enfant à 100 litres d'eau.

Bains d'adultes.	**Bains d'enfants.**
Bain d'eau de la source	*Bain d'eau de la source*
Bromure de potassium · 6 gr. 130	Bromure de potassium 3 gr. 065
Chlorure de sodium 4 k. 549 gr. 030	Chlorure de sodium 2 k. 274 gr. 515
Bain d'eau de la source avec addition de 1 litre d'eaux mères.	*Bain d'eau de la source avec addition de 1 litre d'eaux mères*
Bromure de potassium 8 gr. 94135	Bromure de potassium 5 gr. 87635
Chlorure de sodium 4 k. 694 gr. 32485	Chlorure de sodium 2 k. 419 gr. 80935
Avec 2 litres d'eaux mères	*Avec 2 litres d'eaux mères*
Bromure de potassium 11 gr. 75270	Bromure de potassium 8 gr. 6877
Chlorure de sodium 4 k. 839 gr. 6196	Chlorure de sodium 2 k. 839 gr. 1047
Avec 3 litres d'eaux mères	*Avec 3 litres d'eaux mères*
Bromure de potassium 14 gr. 56405	Bromure de potassium 11 gr. 49905
Chlorure de sodium 4 k. 984 gr 94505	Chlorure de sodium 2 k. 710 gr. 40005
Avec 4 litres d'eaux mères	*Avec 4 litres d'eaux mères*
Bromure de potassium 17 gr. 3754	Bromure de potassium 14 gr. 3014
Chlorure de sodium 5 k. 130 gr. 20940	Chlorure de sodium 2 k. 855 gr. 6944
Avec 5 litres d'eaux mères	*Avec 5 litres d'eaux mères*
Bromure de potassium 20 gr. 18675	Bromure de potassium 17 gr. 12175
Chlorure de sodium 5 k. 275 gr. 80425	Chlorure de sodium 3 k. 0 gr. 98925
Avec 10 litres d'eaux mères	*Avec 10 litres d'eaux mères*
Bromure de potassium 34 gr. 2455	Bromure de potassium 31 gr. 1785
Chlorure de sodium 6 k. 1 gr. 9785	Chlorure de sodium 3 k. 727 gr. 4635
Avec 15 litres d'eaux mères	*Avec 15 litres d'eaux mères*
Bromure de potassium 48 gr. 30025	Bromure de potassium 45 gr. 23525
Chlorure de sodium 6 k. 728 gr. 45275	Chlorure de sodium 4 k. 453 gr. 93775

Le chiffre de 15 litres d'eaux mères, pour un bain d'enfant, pour 100 litres d'eau de la source, nous paraît ne pas devoir souvent être dépassé.

Avec 20 litres d'eaux mères
Bromure de potassium 64 gr. 357
Chlorure de sodium 7 k. 454 gr. 927

Avec 25 litres d'eaux mères
Bromure de potassium 76 gr. 41475
Chlorure de sodium 8 k. 181 gr. 40125

Avec 30 litres d'eaux mères
Bromure de potassium 80 gr. 47050
Chlorure de sodium 8 k. 917 gr. 8355

Bains d'eau douce avec addition de sels d'eaux mères de Salins.

1 kilo	Bromure de potassium...........	6 gr. 6752
	Chlorure de sodium............	433 gr. 3286
2 kilos	Bromure de potassium	13 gr. 3504
	Chlorure de sodium	866 gr. 6572
3 kilos	Bromure de potassium	20 gr. 0256
	Chlorure de sodium	1 k. 299 gr. 9858
3 kilos 1/2	Bromure de potassium	23 gr. 3632
	Chlorure de sodium...........	1 k. 516 gr. 6501
4 kilos	Bromure de potassium..........	26 gr. 7008
	Chlorure de sodium	1 k. 733 gr. 3144
4 kilos 1/2	Bromure de potassium	30 gr. 0384
	Chlorure de sodium	1 k. 949 gr. 9787
5 kilos	Bromure de potassium	33 gr. 3760
	Chlorure de sodium	2 k. 166 gr. 6430
5 kilos 1/2	Bromure de potassium	36 gr. 7136
	Chlorure du sodium	2 k. 383 gr. 3073
6 kilos	Bromure de potassium	40 gr. 0512
	Chlorure de sodium	2 k. 599 gr. 9716
6 kilos 1/2	Bromure de potassium	43 gr. 3888
	Chlorure de sodium	2 k. 816 gr. 6359
7 kilos	Bromure de potassium	46 gr. 7264
	Chlorure de sodium	3 k. 33 gr. 3002
7 kilos 1/2	Bromure de potassium	50 gr. 0640
	Chlorure de sodium	3 k. 249 gr. 9645
8 kilos	Bromure de potassium	53 gr. 4016
	Chlorure de sodium	3 k. 466 gr. 6458

Eau de la source en boisson

Un litre d'eau de la source renfermant :

Bromure de potassium.	0 gr. 03065
Chlorure de sodium	22 gr. 74515

Le litre renfermant *cinq* verres, *le verre contient :*

Bromure de potassium	0 gr. 00613
Chlorure de sodium.	4 gr. 54903

Deux verres contiennent :

Bromure de potassium	0 gr. 01226
Chlorure de sodium	9 gr. 09806

Cette dernière dose est assez commune.

Voici les analyses de ces eaux ; elles appartiennent au docteur Réveil, professeur agrégé à la Faculté de médecine de Paris et à l'Ecole supérieure de pharmacie, pharmacien en chef de l'hôpital des enfants malades (1).

Composition de l'Eau de la source de Salins. Par mille grammes :		Composition des eaux mères de Salins. par mille grammes :	
Iodure de sodium	Traces	Iodure de sodium	Traces
Bromure de potassium	0.03065	Bromure de potassium	2.8420
Chlorure de potassium	0.25662	Sulfate de potasse	65,5856
— de magnésium	0.87012	— de soude	22.0600
— de sodium	22.74545	Chlorure de magnésium	60.9084
Carbonate de chaux	Traces	— de sodium	168.0400
— de magnésie	Id.	Peroxyde de fer	Traces
Sulfate de chaux	1.41666	Eau par différence	680.5640
— de potasse	0.68080		1000.0000
	26.00000		

Les eaux mères donnent par évaporation à peu près le tiers de leur poids de sels, dont la composition est analogue avec celle des eaux mères elles-mêmes, mais dans lesquelles, toutefois, il ne faudrait pas rechercher un rapport absolu de composition, en raison des déperditions qui s'opèrent pendant la con-

(1) Etudes de chimie, de matière médicale et de thérapeutique sur les eaux minérales de Salins, par MM. les docteurs O. Réveil et A. Dumoulin, in-8°, 1863.

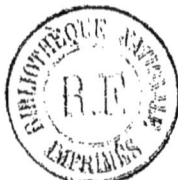

centration des liquides et pendant la dessiccation des sels.
Cependant, on prépare avec ces sels des bains très-toniques,
fortifiants : ils peuvent disposer avantageusement à une saison
à Salins ; ils sont, d'autre part, un complément très-utile au
traitement suivi, car ils ont pour effet de maintenir les malades
pendant plus longtemps, d'une manière modérée, d'ailleurs,
sous l'influence de la médication bromo-chlorurée sodique.

Composition des sels d'eaux mères de Salins par mille grammes :

Iodure de sodium	Traces.
Bromure de potassium	6.6752
Sulfate de potasse	19.7020
— de soude	224.1605
Chlorure de magnésium	142.5258
— de sodium	433.3286
Matières insolubles { Inorganiques, sesqui-oxyde de fer, avec traces de silice, carbonate de chaux, carbonate de magnésie..	0.2000
Organiques	0.0800
Eau par différence	173.3269
	1000.0000

Dr A. DUMOULIN.

MÉDECIN INSPECTEUR DES EAUX DE SALINS.

Ouvrages de M. le Dʳ A. DUMOULIN

Docteur en médecine de la Faculté de Paris, ancien interne. Lauréat des hôpitaux de Paris, Lauréat de l'Académie de médecine, Médecin-Inspecteur des eaux de Salins, Membre de la Société d'hydrologie, de la Société médicale d'Émulation, de la Société anatomique, de la Société de Médecine de Besançon.

1. *De la Cachexie syphilitique.* Thèse inaugurale. Paris, 1848.

2. *Quelques considérations sur la pathogénie des corps mobiles des articulations.* Paris, 1849.

3. *Considérations sur quelques affections scrofuleuses observées chez les vieillards.* Paris, 1854.

4. *Considérations sur la pathogénie et sur le traitement du diabète,* 1877.

ÉTUDES MÉDICALES SUR LES EAUX DE SALINS

5. *Des Eaux minérales de Salins,* Paris, 1860.

6. *De l'eau de la source de Salins et de son emploi en thérapeutique,* Paris, 1861.

   (Mémoire publié dans la Revue d'Hydrologie médicale française et étrangère de Strasbourg).

7. *Du traitement du rhumatisme par les eaux minérales.* Paris, 1861.

8. *Études de chimie, de matière médicale et de thérapeutique sur les eaux minérales de Salins.* Paris, 1863.

9. *Des conditions pathogéniques de la phthisie au point de vue de son traitement par les eaux minérales.* Paris, 1865.

10. *De l'action reconstituante des eaux de Salins,* 2° édition, 1877.

BAINS ET DOUCHES

TARIF

Bain simple d'Eau de la source	1 f.	50
Douche d'Eau de la source, douche écossaise, douche circulaire, etc	1	50
Douche ascendante	1	»
Bain d'Eau de la source, avec addition d'Eaux mères jusqu'à concurrence de 30 litres. . .	2	»
Supplément de 1 à 5 litres d'Eaux mères	»	20
Bain de piscine ou de natation en eau courante.	»	75
Bain de siége	»	75
Bain de pied d'eau de la source	»	75
Id. avec addition d'Eaux-mères.	»	»

PRIX DU LINGE

Un fond de bain.	»	20
Un peignoir.	»	20

Une serviette	»	10
Une robe de flanelle.	»	30
Caleçon de bains pour hommes	»	10
Costume de piscine pour dames	¹	50

VENTE D'EAU DE LA SOURCE

Abonnement à l'eau de la source prise en boisson pendant la durée du traitement	3	»
Abonnement à l'eau gazeuse. .	5	»
Un verre d'Eau de la source bu à la fontaine	»	10
Un verre d'eau gazeuse	»	15
Bouteille d'un litre expédiée de Salins, aux frais de l'acheteur	»	60
Emplissage d'une bouteille . .	»	40

Expédition de sels d'Eaux mères

Le kilog. pris à l'Établissement	1	»
Port et caisse à la charge du destinataire		
Le flacon.	¹	75

NOTA : Prix du sel d'eaux mères au détail : 1 fr. le kilog.

GRAND HOTEL DES BAINS

SITUÉ DANS LE

JARDIN DE L'ÉTABLISSEMENT

Le seul qui soit à la portée du traitement.

SALON DE LECTURE ET DE CONVERSATION

SALON DE JEU, SALLE DE BILLARD

Café, Gymnase, etc.

Chambres de..... .... 2, 5 à 10 fr.
Bougies et service................. 1 fr.

Prix de la Table d'hôte :

Déjeûner et Dîner (vin compris)....... 7 fr.
Les enfants au-dessous de 6 ans paient moitié.
Chambre de domestique...... .... 1 fr. 50
Nourriture.................. .... 3 fr. 50
Le déjeûner a lieu à 11 heures.
Le Dîner — 6 —

Restaurant à la carte à toute heure.

NOTA. — L'omnibus de l'Etablissement des bains stationne à la gare à l'arrivée de chaque train.

Le chemin de fer de Lyon conduit à Salins en 8 heures.
Départs de Paris (express), 9 h. et 11 h. du matin et 7 h. 40 du soir.

PROMENADES ET ENVIRONS

DE SALINS

Les forts Saint-André et Belin ; le mont Poupet ; Ruines du fort Bracon ; Abbaye et Cascade de Gouailles, dit le Bout-du-Monde ; la vallée de Pretin ; le Val-d'Héry ; le Gour de Conches ; la Saline d'Arc ; l'Eglise de Senans et le Château de Roche ; Alaise (Alézia), où il existe 20,000 tumulus, dont une très faible partie a été explorée ; Nans-sous-Sainte-Anne ; le château de Nans, ancienne demeure du marquis de Monnier, père de Sophie, amie de Mirabeau ; la Source du Vernau ; la Cascade du Lizon ; le Creux-Billard ; la Grotte Sarrazine, dont la voûte, à son point culminant, a près de 200 mètres ; le Pont-du-Diable et les Ruines du Château-Sainte-Anne ; Arbois ; les Grottes des Planches et la Châtelaine ; la Tour de Vadans ; les Planches-près-Champagnole ; Bourg-de-Sirod et Cascade de Sirod ; Sources de l'Ain ; Grottes d'Oxelles ; Forêts de sapins d'Arc-sous-Montenot, de Villeneuve et de la Joux.

NOTA. — Consulter, pour ces excursions, l'ouvrage de M. AUDIFFRED, *Une Saison à Salins.*

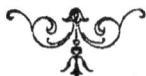

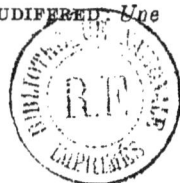

www.ingramcontent.com/pod-product-compliance
Lightning Source LLC
Chambersburg PA
CBHW050423210326
41520CB00020B/6717